DU

CHOLÉRA ASIATIQUE

DE SA MARCHE
DE SA NATURE, DE SON TRAITEMENT, ETC.

PAR LE DOCTEUR

ADOLPHE LANGLEBERT

Ancien Professeur de l'Académie de Douai ;
Ex-Chirurgien du 6e Escadron de la Légion de Cavalerie de Paris; Chargé par le Gouvernement de deux missions anticholériques en 1832;
Décoré de la Croix de la Légion d'honneur,
de la Médaille du Choléra et de plusieurs autres;
Membre honoraire
de la Société des Sciences Industrielles, Arts et Belles-Lettres de Paris, etc.

COLLABORATEUR DU DICTIONNAIRE UNIVERSEL DES CONNAISSANCES HUMAINES.

PARIS

DELAROQUE FRÈRES, QUAI VOLTAIRE, 21.

CHEZ L'AUTEUR, RUE DE VERNEUIL, 46.

1850

INTRODUCTION

Quel sujet plus digne d'étude que celui d'une épidémie meurtrière qui, depuis vingt ans, enleva, à la France seulement, plus de 300,000 individus!

Dans les trois invasions cholériques de 1832, 49 et 54, nous avons été à même d'étudier, de méditer et de combattre le fléau; sans cesse en contact avec de nombreuses victimes de l'épidémie, nous avons été mieux placé que qui que ce soit pour émettre une opinion sur la nature du choléra, sur son mode d'invasion, ses diverses périodes, ses terminaisons et sur sa thérapeutique.

Et quelle thérapeutique, grand Dieu! Que de moyens incertains et multiples! Lors de l'épidémie de 1832, le traitement n'avait pour base que des guérisons isolées, dues le plus souvent à la disposition organique ou morale des sujets; et cependant, ce traitement préconisé et publié partout, ne pouvait qu'augmenter le nombre des malheureuses victimes du fléau! Lacune déplorable pour la science, qui, surprise à l'improviste, n'avait à offrir à l'impétuosité du torrent dévastateur, qu'une thérapeutique incertaine et presque toujours impuissante!

Attaché en 1832, au service de M. Lherminier, à l'hôpital de la Charité, nous avons vu, dès les derniers jours de mars, arriver dans cet hôpital les premiers cholériques; nous avons pu étudier la marche croissante de l'épidémie, constater l'infidélité des moyens qu'on cherchait à lui opposer, et créer enfin une méthode de traitement dont les résultats, en 1854, on été de véritables succès.

Fort de notre confiance dans notre méthode anticholérique,

fondée sur des faits incontestables, sur des guérisons de malades abandonnés de confrères distingués, nous avons eu l'honneur de nous adresser à Son Excellence le *Ministre de l'intérieur,* pour obtenir l'autorisation de faire l'application de notre méthode dans les hôpitaux de Paris, en présence d'une commission de médecins.

M. le Ministre nous conseilla de nous adresser à M. le *Préfet de la Seine,* qui, dans sa réponse, nous informa que, n'appartenant pas aux hôpitaux, les règlements s'opposaient à ce que nous prissions sur nous la responsabilité de l'emploi d'un nouveau traitement. C'est alors que nous écrivîmes à M. le *Président de l'Académie de médecine,* M. le docteur Rostan, pour le prier de faire nommer une commission de médecins, devant laquelle dix cholériques de leur choix seraient traités; nous ne demandions qu'à être jugé par nos pairs.

M. le *Secrétaire perpétuel de l'Académie* nous répondit qu'une commission de médecins ne pouvait nous être accordée que lorsque, dans un mémoire, nous aurions fait connaître notre méthode de traitement; qu'alors, et après l'avoir examinée et employée, l'Académie verrait ce qu'elle aurait à faire.

Pendant ce temps, l'épidémie marchait, et chaque jour voyait périr de nombreuses victimes! Paris était dans le deuil et dans la consternation!!!...

Les guérisons que nous obtenions eurent bientôt du retentissement, et, autant que nos forces nous le permirent, nous suivîmes la marche du fléau, opposant à son génie destructeur une méthode curative, dont les résultats heureux furent même signalés à Son Excellence le *Ministre de l'agriculture, du commerce et des travaux publics*, par vingt des nombreux cholériques guéris par nous, bien qu'abandonnés, pour la plupart, sans espoir de guérison, par les médecins de divers arrondissements de Paris.

Nous donnerons plus loin l'exposé de notre méthode de traitement et les documents justificatifs.

DU CHOLÉRA ASIATIQUE

I

Itinéraire du Choléra.

Lorsqu'on veut rechercher les preuves de l'ancienneté du Choléra dans les ouvrages des médecins de l'antiquité grecque et latine, et comparer la description de la maladie qu'ils ont observée et décrite sous le nom de *choléré* (Hippocrate) avec celle de l'affection redoutable désignée, de nos jours, sous le nom de *Choléra-morbus épidémique*, on reste bientôt convaincu qu'il n'existe aucune analogie entre ces deux maladies, surtout sous le rapport de la violence de leurs effets. — Sans doute, à certaines époques de l'antiquité, il y eut de terribles épidémies qui décimèrent les populations agglomérées des grandes villes, ou les armées asiatiques campées sur les rives des fleuves ou au vent des montagnes ; mais ces cruels fléaux n'ont point été assez exactement décrits, au point de vue médical, pour qu'ils puissent être considérés comme le véritable *choléra*. — Suivant le docteur Hobard de Bruxelles, le texte hébreu de la Bible (*Deutéronome*, chap. XXVII) fournirait jusqu'au nom même de cette maladie, qu'il n'hésite pas à faire dériver des mots *cholé-ra*, dont la signification (*morbus malus*) concorde parfaitement avec les caractères de notre choléra épidémique, ainsi qu'avec le sens de plusieurs passages des livres saints. L'opinion de ce savant médecin belge n'est point encore acceptée par la science, et nous en comprenons parfaitement le motif.

En effet, comme les anciens ne demandaient pas à l'anatomie pathologique l'explication des divers états morbides observés sur les malades, et qu'ils considéraient en général comme *bilieuses* toutes les déjections alvines abondantes, nous devons être extrêmement circonspects pour nous prononcer sur la valeur de leur mot *choléra*.

Quant aux manuscrits sanscrits et aux livres chinois, qui font mention de diverses épidémies dont la description vient confirmer l'origine reculée du choléra sur le continent asiatique, ils pourraient être, selon nous, d'autant plus dignes de foi, qu'il s'agit du berceau même qui est généralement assigné à cette affreuse affection (1).

Ce n'est qu'au dix-septième et au dix-huitième siècles que des médecins européens, établis dans l'Inde ou dans les pays limitrophes, publièrent les premières relations du choléra, dont nous n'avons eu que trop d'occasions de vérifier l'exactitude. Les docteurs Bantius, Dellon, et Thévenot surtout, l'étudièrent avec le plus grand soin (2).

A partir de 1781, le choléra épidémique se manifesta nettement avec les symptômes particuliers qui lui sont assignés. Cette année même, un corps d'armée de cinq mille hommes, campé à Ganjain, province d'Orixa, sur la côte de Coromandel, fut frappé soudainement par

(1) Brierre de Boismont.

(2) *Biographie universelle des Médecins.*

l'épidémie, qui enleva près de trois mille individus de la garnison !

En 1782, Madras, ville peuplée d'Hindous, de Mahométans, d'Arméniens, de Chinois et de métis, se trouve envahie par le fléau.

En 1783, Hurdovar perd plus de 20,000 pèlerins de l'épidémie ; une grande partie de l'Inde essuya la violence du fléau, que les Musulmans appelèrent *mordechim* (mort d'entrailles) (1).

En 1817, le choléra éclata avec violence dans le Bengale, et se répandit assez rapidement dans la direction de l'ouest.

« Le débordement annuel du Gange avait pris un » développement extraordinaire ; les villes et les villages » se trouvaient, comme des îles, entourés d'une im» mense nappe d'eau couverte de barques et naviga» ble même pour les bâtiments d'un fort tonnage. Les » environs de Jessore, surtout, étaient complétement » inondés. Vinrent les chaleurs du mois d'août qui dé» veloppèrent l'épidémie à Jessore, dont 10,000 habi» tants sur 60,000 furent enlevés ! »

Calcuta, ville de 400,000 habitants, située sur le bras occidental du Gange, à trente lieues de la mer, est atteinte dans le même mois, et la maladie frappe 200 personnes par jour ! Tout le pays compris entre le Sylhet à l'est, Cuttack à l'ouest, l'embouchure du Gange au sud, et le confluent de ce fleuve avec la Djemmah au nord, est affreusement ravagé en très-peu de temps. C'est de ce point central que l'épidémie se partage en trois courants bien distincts :

(1) *Encyclopédie catholique.*

1° Le *courant du sud-ouest*, qui descend la côte de Coromandel, côte orientale de la presqu'île de l'Inde, entre le Colram et le Gondavery, et dont les principaux ports sont Negapatnam, Divicotté, Porto-Nuevo, Pondichéry, Madras, etc.;

2° Le *courant du sud-est*, comprenant la côte opposée du golfe du Bengale, dans la direction d'Aracan et de la presqu'île de Malacca;

3° Le *courant de l'ouest*, qui parcourut la vallée du Gange, où campait l'armée anglaise du marquis de Hastings.

I. *Courant du sud ouest*. L'épidémie employa douze mois à gagner Madras, cette capitale située sur une langue de terre sablonneuse et aride du golfe du Bengale, et étendue sur une longueur de huit kilomètres et sur une largeur de quatre. Quelques mois après, Ceylan, cette île de l'océan Indien, à 130 kilomètres sud-est de la presqu'île de l'Inde en deçà du Gange, dont elle est séparée par le golfe de Maanar, et par le détroit de Peck, fut atteint. Au mois de novembre 1819, l'île de France, appelée île Maurice par les Hollandais, est frappée par le fléau: les habitants attribuèrent ce désastre à l'arrivée de la frégate *la Topaze*, venue directement de Ceylan.

II. *Courant du sud-est*. Ce courant mit une année pour atteindre Aracan, et une autre année pour descendre la côte de la presqu'île Malaise; il marcha donc beaucoup plus lentement que le courant sud-ouest. Il visita l'île de Pinang, puis successivement, Sumatra, Java, les îles de la Sonde jusqu'à Timor, île située au pied des Moluques et à l'est de Java.

Il se répandit ensuite au nord, dans les îles Philippines, décimant les tribus sauvages. On vit alors un de ces spectacles les plus affreux, un de ces drames les plus lugubres auxquels l'humanité puisse assister ! d'un côté l'épidémie, portant la mort partout, et de l'autre des populations entières d'Européens et de Chinois, massacrées par les sauvages qui les accusaient de magie et de sorcellerie !

A Pontianack, sur la côte ouest de Bornéo, toute la garnison périt ! un seul homme, *un seul*, résista à l'épidémie ! ! !

Poursuivant sa route vers le nord, le choléra entre en Chine en 1820, ravage Canton, Pékin (1821), passe la grande muraille qui la sépare de la Tartarie (1827), et pénètre en Mongolie, pour s'abattre sur ses habitants !

III. *Courant de l'ouest.* Après avoir ravagé les bords du Scinde, et tué 9,000 hommes d'armée en quelques jours, le choléra suivit le Gange et son affluent, gagna Delhi, Sarampore, Kotah, se répandit dans le Népaul, pays environné de montagnes couvertes de neiges éternelles, qui lui fermèrent longtemps la route de l'Asie centrale. Alors le courant se dirigea vers le sud, gagna Bombay, sur la côte de Concan, et descendit à Trivandrum, enfin au cap de Comorin, le point le plus au sud de l'Inde.

Les montagnes du bassin du Gange et de la Djemmah paraissaient contenir le fléau, lorsqu'en 1819 il franchit ces limites, se porta sur Chiltore ; puis deux ans après (1821) frappa Mascate, Buschir et Bassora avec une violence telle, que plus de 30,000 âmes périrent en 11 jours ! De Bassora, il suivit le cours du Tigre et de l'Euphrate, détruisit des milliers d'hommes à Bagdad, alors en lutte avec les Persans.

En 1822, il reprit sa marche vers l'Europe en suivant le Tigre jusqu'à Alep, et l'Euphrate jusqu'à Erzeroum, ville de la Turquie asiatique, de plus de 100,000 habitants.

En 1823, il apparut en Russie, à Astrakan, où il sembla rester stationnaire jusqu'en 1829, du moins pour l'Europe seulement, car il continua ses ravages dans l'Asie centrale. Au mois d'août 1829, il reparut dans le gouvernement d'Orenbourg; en 1830, il sévit à Kasan et bientôt à Moscou, où il dura tout l'hiver, et d'où il s'irradia pour envahir toute la Russie. C'est à Moscou, au plus fort de la panique, que l'empereur Nicolas vint dans cette ville pour partager les dangers de ses sujets et relever leur courage abattu. De tels faits honorent les princes et méritent que l'histoire les transmette à la postérité !

En 1831, Varsovie, Cracovie, la Livonie, la Courlande, Saint-Pétersbourg, la Gallicie, la Hongrie, l'Autriche éprouvent les violents effets de la maladie.

En octobre 1831, le choléra se déclare à Hambourg, et, le 26 du même mois, Sunderland (Angleterre) fut atteint, puis bientôt Londres, et enfin Paris le 26 mars 1832.

L'Espagne et l'Italie semblaient avoir été épargnées, mais, de 1832 à 1837, Lisbonne, Madrid, Gibraltar, le Piémont, Gênes, Florence, Naples et Rome payèrent leur tribut à l'épidémie.

Le choléra, dans son itinéraire lugubre, a été marqué par trois périodes distinctes :

1° Pour parcourir l'Inde, il mit deux années;

2° Pour traverser la Perse, jusqu'à la Mer Caspienne, deux autres années ;

3° Pour envahir l'Europe centrale et occidentale deux années encore.

Deux temps d'arrêt bien distincts aussi ont marqué son voyage vers l'Europe :

1° Les limites ouest de l'Indoustan l'ont arrêté une première fois ;

2° Les frontières orientales de l'Europe une seconde fois.

Il semble enfin que la maladie, avant d'arriver jusqu'à nous, ait suivi une route assez régulière de l'est à l'ouest (ce qui détruit l'assertion si souvent émise que le choléra ne voyage que vers l'occident), se partageant en trois courants principaux, subdivisés en courants intermédiaires qui ont porté les larmes, le deuil et la mort dans les diverses régions appartenant au même bassin !

II

Symptomatologie du choléra.

Il est peu d'épidémies qui présentent une uniformité plus grande, un diagnostic plus facile. Sous quelque latitude que le choléra se soit montré, il a offert partout les mêmes phénomènes initiaux, les mêmes symptômes saillants, la même marche, les mêmes complications. Nous allons donc parcourir rapidement cette partie de l'étude de la maladie.

Disons d'abord que le choléra est un *empoisonnement miasmatique du sang, dont les symptômes apparents consistent en vomissements et selles de matières aqueuses, blanchâtres;* plus tard, quelquefois dès le début, *suppression de la sécrétion urinaire, réfroidissement de tout le corps, même de la langue, couleur violacée de la peau, qui devient flasque, ridée; dyspnée, amaigrissement rapide, crampes*, etc.

L'invasion de la maladie est quelquefois brusque, et nous avons vu des malades enlevés en 20 heures, en 15 et même en 12 heures (choléra foudroyant).

D'autres fois, un état particulier, du malaise, de la faiblesse, de la perte d'appétit, *rarement des douleurs de ventre;* enfin, une diarrhée jaune, muqueuse; des sueurs, l'accélération et quelquefois la lenteur du pouls constituent le premier degré de cette maladie redoutable, degré auquel divers auteurs ont donné le nom de *cholérine.*

Lorsque la maladie est confirmée, tous les symptômes acquièrent une affreuse intensité.

Des vomissements et des selles, d'abord de matières bilieuses, séreuses, albumineuses, puis blanchâtres, ressemblant à une décoction d'eau de riz, se manifestent et se succèdent avec une rapidité effrayante pour le malade et pour les assistants.

La soif devient vive; le malade ne cesse de demander des boissons froides, glacées, acidulées.

Le ventre est rétracté, peu sonore, quelquefois le siége de douleurs que la pression augmente.

Les matières vomies sont d'une odeur fade; les selles

sont fétides. Assez souvent des vers lombrics sont rendus.

Le pouls monte à 120, 130, 140 pulsations, quoique souvent petit et faible.

La respiration est souvent anxieuse, difficile, quelquefois très-accélérée (grave).

L'auscultation et la percussion ne nous ont fait découvrir le moindre trouble morbide ; chez la plupart des cholériques, nous avons remarqué un affaiblissement assez marqué de la voix ; chez quelques-uns il y avait même, dans la période cyanique, perte complète de la voix.

Le *facies* est aminci, affilé; les yeux vifs, néanmoins, signe d'irritation cérébrale. Quelques-uns éprouvent des bourdonnements d'oreilles, de la céphalalgie, des vertiges ; d'autres, des crampes douloureuses dans les mollets, les bras, les doigts même. C'est alors que l'affaiblissement devient considérable chez le malade, que son visage exprime l'anxiété, l'angoisse, la souffrance ; que ses yeux s'enfoncent dans leurs orbites ; qu'ils se bordent d'un cercle bleuâtre et noir.

Le langue est blanche, bleuâtre, pâteuse, froide; l'intelligence reste intacte au milieu de ces désordres. Enfin, si les accidents vont en augmentant, le corps se refroidit, la face se cyanose, ainsi que la pulpe des doigts et des orteils, surtout au pourtour des ongles. Quant à la peau de ces parties, elle devient flasque, ridée, comme si elle était restée quelque temps dans un bain chaud. Elle conserve assez bien le pli qu'on lui donne lorsqu'on la pince entre les doigts. *Toutes les secrétions diminuent*, s'arrêtent complétement : le malade entre en pleine *période cyanique.* C'est alors que les membres et la face deviennent complétement bleuâtres, noirs, que l'humeur aqueuse de l'œil se résorbe, que la peau est froide, bien que souvent couverte d'une sueur visqueuse.

Les vomissements diminuent, mais les selles sont souvent involontaires.

La voix est généralement éteinte, l'haleine très-froide, les mouvements du cœur à peine perceptibles. La sensibilité tactile devient nulle aussi ; tous les sens sont obtus !

Si le malade ne périt pas dans cette période dite *algide*, *d'asphyxie*, l'état morbide disparaît peu à peu. Il n'y a plus ni selles, ni vomissements, ni crampes, mais souvent des congestions sanguines au cerveau, à la poitrine, et souvent plusieurs convalescents succombent à la suite de ces inflammations, que rien ne peut combattre avec succès.

Disons que les effets de la réaction se manifestent souvent sur l'estomac ; de là cette douleur vive qu'accusent les malades, ces nausées fréquentes, ces vomissements de matières de diverses couleurs, ces hoquets incessants.

Dans d'autres cas, surtout chez les femmes et les vieillards, la réaction se porte vers les poumons ; de là toux violente, dyspnée considérable, fièvre, enfin tous les phénomènes morbides de l'engorgement pulmonaire hypostatique. Quant à la convalescence, elle est plus ou moins rapide. Ainsi, quelques malades reprennent assez promptement leurs forces, d'autres restent plus d'un an, quelquefois plusieurs années d'une faiblesse extrême.

III

Lésions Anatomiques.

Il importe ici de faire deux remarques importantes : la première, c'est que les altérations anatomiques sont souvent nulles ou peu appréciables dans les cas de choléra foudroyant; la seconde, c'est que les produits morbides ne sont pas identiques dans toutes les épidémies cholériques. Voici le résumé de tout ce qu'on a constaté jusqu'à ce jour dans les autopsies cadavériques des sujets décédés du choléra :

1° Le sang qui se trouve dans les vaisseaux est généralement épais, poisseux, coagulé et noirâtre ;

2° La tunique superficielle des intestins a une couleur rosée;

3° La rate est petite et molle;

4° Le foie est dans l'état ordinaire : la vésicule est remplie d'une bile noirâtre ;

5° L'estomac présente des taches d'un rouge livide et des injections linéaires de même couleur. Ce viscère est souvent rempli d'un mucus épais d'un blanc jaunâtre, visqueux; la membrane villeuse se détache facilement;

6° La portion inférieure de l'intestin grêle contient une très-grande quantité de mucus épais, semblable à celui sécrété par la muqueuse de l'estomac. Cette sécrétion est souvent très-considérable;

7° Il y a aussi injection partielle de l'intestin grêle, tuméfaction des cryptes dans une assez grande étendue, et quelques plaques d'un rouge plus ou moins foncé;

8° Dans le gros intestin, on retrouve la matière blanchâtre, épaisse, visqueuse, qui, par places, a un aspect purulent;

9° Vers la fin de l'intestin, cette matière ressemble à de la purée;

10° La vessie, contractée, légèrement injectée, offre également ce mucus blanchâtre qu'on retrouve aussi dans les fosses nasales et dans l'œsophage ;

11° Les poumons sont engorgés ;

12° Le cerveau est injecté et d'une consistance plus molle que dans l'état normal.

Les docteurs Brierre de Boismont et Legallois, qui ont ouvert le plus grand nombre de cholériques, n'ont pu constater d'autres altérations.

IV

Ici se présente une question de la plus haute importance.

Le choléra est-il contagieux?

Pour nous qui nous sommes trouvé plusieurs fois face à face avec ce redoutable fléau, qui, pour remonter le moral des familles dans le département où nous avons été envoyé en mission (1), nous sommes couché des heures entières dans les lits de cholériques, qui avons été jusqu'à nous inoculer le sang des cholériques, — nous croyons devoir déclarer que rien n'est moins prouvé que cette prétendue contagion.

Nous avons vu une foule de personnes aller mourir

(1) A Mareuil-sur-Aÿ, département de la Marne.

dans les localités où ne régnait pas le choléra; de même qu'un grand nombre de cholériques, transportés dans des pays exempts de l'épidémie, sans que leur séjour ait déterminé un seul cas de choléra.

Nous repoussons donc toute idée de transmission directe, bien que nous sachions qu'il peut se créer des foyers d'infection qui rendent les habitations fort dangereuses. Qu'on nous permette, pour donner plus d'autorité à nos paroles, de citer quelques lignes d'un *Mémoire sur la Propriété épidémique du choléra*, lu à l'Académie impériale de médecine par l'un de ses membres les plus capables et les plus dévoués, M. le docteur Jolly :

» Quelle que soit l'acception du choléra pour certains lieux et pour certaines personnes, il reste un grand fait à signaler tout à la fois à la science de l'hygiène et à l'administration sanitaire, c'est que, jusqu'à ce jour, la propriété épidémique du choléra n'a eu besoin, pour s'exercer comme pour se propager, ni des personnes ni des objets intermédiaires; partout elle a pu se suffire à elle seule pour se transmettre d'un lieu dans un autre, pour atteindre des habitations parfaitement isolées, pour franchir des lieux séparés par des déserts, pour fondre sur des navires en mer, pour s'abattre sur des populations insulaires. Et partout l'expérience n'a fait que justifier un pareil fait.

» Dans plusieurs contrées de l'Inde, en Égypte, et notamment à Alexandrie, où l'on croit un instant à la contagion, un grand nombre de familles se soumettent à toutes les rigueurs de la quarantaine et n'en subissent pas moins les funestes atteintes du choléra. Il en est de même en Pologne, en Silésie, en Hongrie, où l'épidémie atteint dans leur fuite et frappe dans leur retraite isolée les grands seigneurs, les hauts personnages de ces contrées. On avait fait plus en Russie. A Moscou, par exemple, les précautions les plus sévères sont prises contre la contagion. Des quarantaines rigoureuses sont établies entre chaque localité, entre chaque quartier. La population, divisée en 47 quartiers, est séparée par des barrières infranchissables, et ces barrières elles-mêmes sont gardées par des corps de garde parfaitement isolés. Toutes les maisons signalées comme suspectes sont rigoureusement séquestrées, et le choléra n'en franchit pas moins tous les lieux intermédiaires, sans le secours de personne, sans s'inquiéter des mesures et des obstacles qu'on lui oppose.

» De telles épreuves devraient déjà paraître quelque peu concluantes, car elles sont assez *positives* pour nous donner la mesure de la puissance libre et spontanée de l'épidémie cholérique, pour nous prouver jusqu'à l'évidence qu'elle sait parfaitement s'affranchir de toute intervention quelconque, pour poursuivre et accomplir par elle seule ses plans de migration et d'invasion, enfin qu'elle ne tient que d'elle-même.

» Que si l'on nous demande maintenant des contre-épreuves, c'est-à-dire des faits *négatifs* ou témoignant de l'impuissance des individus malades à transmettre le choléra, elles ne nous manqueront pas. Et, pour cette fois, nous n'irons les chercher ni dans les déserts de l'Égypte, ni dans les régions lointaines que l'épidémie a visitées; car nous les trouvons en surabondance et, pour ainsi dire, toutes vivantes autour de nous.

» Il n'y a eu en France de cordon sanitaire nulle part, et le *choléra a toujours été aussi libre que l'air*, et toujours il a pu trouver, dans le mouvement continuel des populations, dans l'intermédiaire des personnes et des objets en circulation, tout ce qui pouvait assurer son importation ou sa transmission, s'il avait pu avoir besoin d'un tel auxiliaire. Eh bien! qu'est-il arrivé ? Sur 86 départements, 38 ont été préservés en 1832, et 34 en 1849. Sur les 40,000 communes que représente la population de la France, 1,800 environ ont été atteintes. Et comment ont-elles été atteintes? Le plus ordinairement par enjambées, comme on l'a dit, et sans aucune trace ni indice de migration individuelle, sans rapports de communication ou de filiation quelconque. Loin de là, les lignes de migration s'interrompent partout; il y a partout des localités préservées, restées invulnérables à côté d'autres impitoyablement frappées, quelles que soient, d'ailleurs, les relations incessantes établies entre elles; il y a eu, sous nos yeux mêmes, des centaines de communes, des milliers d'habitations qui nous ont donné autant d'exemples frappants d'un pareil fait. Versailles est cerné de tous côtés par l'épidémie qui ravage ses environs, et Versailles n'a pas un seul malade. La ville est encombrée d'émigrants qui viennent, de Paris et d'autres lieux affectés, chercher un refuge contre le choléra; quelques cas rares s'observent exclusivement chez les émigrants, et notamment chez ceux qui font le voyage de Paris à Versailes *pendant la nuit*; mais la population entière de Versailles demeure réfractaire aux coups du fléau.

» A quelques lieues de là, le même fait nous est garanti par un témoin irrécusable, par notre honorable confrère M. Godard, alors médecin en chef de l'hôpital de Pontoise. L'épidémie sévit dans toute sa violence sur plusieurs communes qui environnent Pontoise, et Pontoise n'a pas un seul malade. Cependant, 28 cholériques sont apportés des lieux circonvoisins dans l'hôpital, où ils se trouvent tous confondus avec les autres malades des salles. Sur les 28 cholériques, 13 succombent en peu de jours, et pas un seul malade de l'hôpital, pas un seul habitant de la ville n'est atteint de la maladie. Les 28 cholériques ne suffisent pas, en l'absence de l'épidémie, pour y faire naître un seul cas de choléra.

» Près de là, le village de Montigny n'a pas un seul malade, et les villages de la Fresle et d'Herbley, qui n'en sont éloignés que de deux kilomètres, sont impitoyablement maltraités aux deux époques de l'épidémie. Et un peu plus loin, sans quitter le champ de notre observation personnelle, dans la *Marne*, que voyons-nous encore? Sézanne perd en quelques semaines le seizième de sa population; tandis qu'Esternay, qui se trouve sur la même ligne de migration, et à très-peu de distance, n'a pas un seul malade. Près de là encore, le petit village de Mont-Vinot voit tomber, en peu de jours, plus d'un tiers de sa population, tandis que la commune de la Chapelle, qui lui est presque contiguë, ne compte pas un seul malade. Châlons et Vitry subissent, pendant plusieurs mois, les coups souvent redoublés du choléra; la Chaussée, village qui relie entre elles ces deux villes, qui reçoit, pour ainsi dire, le contact de leur population par des communications incessantes, la Chaussée n'a pas un seul cas de choléra. Mandres, ce malheureux village de la Haute-Marne, qui a vu près de moitié de sa population disparaître en peu de jours sous les coups impitoyables du fléau, n'est qu'à plusieurs kilomètres de Chaumont, que l'épidémie, toutefois, ne peut atteindre. Le reste des habitants de Mandres afflue à Chaumont pour y chercher un refuge de salut, et pas un seul cas de choléra ne se manifeste dans cette ville.

» Et que dire encore de ce fait observé sous les yeux mêmes de notre honorable collègue, M. Mêlier? Montereau, on le sait, était cruellement ravagé par l'épidémie, et chaque jour, chaque heure, voyait s'accroître d'une manière effrayante le nombre des malades et des décès. En présence d'un spectacle qui a jeté la consternation dans la ville, notre ami ne voit plus de moyen d'arrêter la fureur du fléau qu'en lui enlevant ses victimes, qu'en lui arrachant sa pâture, pour la disséminer dans un lieu voisin jusqu'alors exempt de l'épidémie, où la population reste encore invulnérable au contact de cette colonie improvisée de cholériques.

» Rappellerai-je ici tant d'autres faits qui sont venus également attester devant nous cette impuissance du choléra à se transmettre par la seule voie individuelle? Et par exemple : ces 15 cholériques de la garnison de Saint-Denis, qui, au rapport de notre collègue, M. Émery, transférés au dépôt de cette ville, confondus et mis en contact immédiat avec tous les détenus du dépôt, n'y laissent aucune trace de la maladie? Ces 350 malades de la garnison d'Arras, dont a parlé M. Bonnafont, qui, évacués, avec toute leur literie, d'une caserne que ravageait l'épidémie dans une autre caserne de la ville, n'altèrent en rien son état sanitaire? Tous les cholériques du *Louqsor*, que signalait dernièrement notre honorable collègue, M. Gérardin, comme ayant été déposés à Smyrne et disséminés tout aussi innocemment dans la ville?

Toutes les indigentes de la Salpétrière, transférées au plus fort de l'épidémie, et sans autre résultat, soit à l'hospice des Incurables, soit à la ville et à la campagne? En un mot, tous ces foyers ambulants de prétendue contagion, qui, faute d'épidémie, ne peuvent donner lieu, nulle part, à un seul cas de choléra?

» Que si l'on voulait un fait plus saisissant encore, s'il n'est plus concluant, notre honorable collègue, M. Bricheteau, pourrait dire qu'en 1832, non-seulement l'hôpital Necker fut complétement affranchi de toute influence épidémique du choléra, quoique placé au centre de ses plus cruels ravages, mais que plus de 600 cholériques reçus du dehors, de Vaugirard et des environs, ne purent y faire naître un seul cas de choléra, ni dans les salles de malades, ni parmi les employés de l'administration, ni dans le service de santé.

» Que fallait-il donc encore pour cela? Une seule chose qui manquait: l'élément épidémique, sans lequel le choléra ne peut ni se produire, ni vivre, ni se propager; sans lequel nous l'avons vu partout mourir de lui-même, sans pouvoir se transmettre; élément d'ailleurs si vague, si mobile, qu'il ne se contente pas d'obéir au gré des vents, qu'il se meut comme l'éclair, qu'il s'abat comme la foudre; élément si fugace, si diffusible, qu'il se divise partout en foyers multiples, épars, isolés, plus ou moins circonscrits et disséminés; et de là, sans doute, la rareté, la bénignité de ses effets dans certains lieux, où il n'apparaissent qu'à l'état *dit* de cholérine; de là, au contraire, cette activité meurtrière qu'ils acquièrent dans d'autres lieux où ils frappent simultanément toute une contrée, où ils déciment la population d'un même lieu, où ils foudroient du même coup des familles entières; et cela, à côté d'autres habitations qui, bien que contiguës et restées dans des rapports continuels de communications et de contacts individuels, n'en demeurent pas moins affranchies de toute atteinte cholérique. »

Telles sont les paroles d'un homme que son talent et son titre placent au premier rang dans le corps médical. Ajouterai-je qu'elles sont l'expression de la vérité? Les faits qu'il a cités ne peuvent laisser aucun doute dans notre esprit.

Nature, étiologie du choléra.

Les opinions les plus diverses ont été émises sur la nature du choléra, sur le siége organique de cette maladie et sur sa cause essentielle.

Avant et depuis Galien, il a été considéré comme une sorte d'empoisonnement résultant d'une modification survenue dans les qualités de la bile.

Willis, le premier, a placé le choléra sous la dépendance d'une altération du fluide nerveux. — Cullen le range parmi les névroses;—Pinel, Broussais, Roche, etc., le regardent comme une phlegmasie de la muqueuse digestive. — Beaucoup de médecins de notre époque veulent que cette affection soit une *névralgie gastro-intestinale*, compliquée d'un flux actif à la surface de la membrane muqueuse.

M. Rochoux attribue les symptômes du choléra à une « altération primitive du sang, produite par un agent délétère qui paraît agir sur les nerfs de la respiration et de la circulation, et sur la muqueuse digestive. » En d'autres termes, c'est une névrose des organes placés sous l'influence du grand sympathique, ce que prouveraient les vomissements, la diarrhée, les crampes, la cyanose, le refroidissement.

Cette opinion a toujours été celle que nous avons professée. Quant à la cause première du choléra, on est aussi partagé que sur sa nature.

Suivant les uns, le choléra serait le résultat d'une altération primitive de l'air; suivant d'autres, l'effet de la présence d'animalcules vénéneux répandus dans l'atmosphère. —Une opinion toute récente voudrait que la maladie fût due à une influence électrique ou magnétique, à la présence de l'ozône atmosphérique.

Les recherches de M. Schœbein, celles de MM. Marignac et de la Rive, et surtout l'important mémoire de MM. Fremy et Edm. Becquerel, ont constaté que l'oxygène peut être électrisé positivement et constituer le corps nommé ozône (du grec *ozô*, sentir mauvais) par le premier de ces auteurs. Un grand nombre d'observations ont constaté la présence de l'ozône dans l'air; mais la divergence de leurs opinions, l'absence de toute corrélation entre l'existence de l'ozône atmosphérique et d'autres phénomènes météorologiques ont rendu tout d'abord les recherches stériles et avait faiblement attiré l'attention des savants. C'est qu'on s'était effectivement borné à signaler un fait sans en indiquer la cause, sans en préciser l'importance.

M. Scoutetten a été plus heureux, en démontrant devant l'Académie des sciences, par l'organe de M. J. Cloquet, que l'ozône est formé :

1° Par l'électrisation de l'oxygène sécrété par les végétaux;

2° Par l'électrisation de l'oxygène qui s'échappe de l'eau;

3° Par l'électrisation de l'oxygène dégagé dans les actions chimiques;

4° Par des phénomènes électriques réagissant sur l'oxygène atmosphérique;

5° Sous l'influence, dans l'air atmosphérique, de courants électriques, continus ou invisibles, ou par succession d'étincelles plus ou moins fortes.

Il résulte des expériences de M. Scoutetten, des aperçus nouveaux, tout à fait inattendus, éclairant tout à coup des actes nombreux de la physiologie végétale et animale, expliquant un grand nombre de phénomènes météorologiques restés obscurs, et devant peut-être nous révéler un jour la cause essentielle des maladies épidémiques.

VI

Statistiques du Choléra.

Le nombre des décès cholériques en France a été :

En 1832........................ 102,735
En 1849........................ 110,110
En 1854........................ 145,541

En 1832, l'épidémie cholérique s'était manifestée en France dès le mois de janvier, en marquant son invasion par une augmentation de la mortalité, et avait atteint un premier maximum en avril, où l'on a constaté 28,125 décès de plus qu'en avril 1831. En mai 1832, les décès cholériques tombent à 21,867. Une forte recrudescence le porte à 24,500 en juin; puis il descend successivement à 17,795 en juillet, 9,265 en août, enfin à 1,700 en septembre, dernier mois de l'épidémie.

En 1849, l'épidémie procède différemment. Le choléra éclate en mars et enlève ce même mois plus de 3,000 personnes. Bientôt le chiffre des décès s'accroît rapidement : il s'élève à 14,774 en avril, à 15,403 en mai, à 32,227 en juin, date du premier maximum, pour fléchir à 24,113 en juillet, remonter à 29,415 en août, et atteindre son plus fort maximum en septembre 35,637 décès). Il descend ensuite à 16,876 en octobre, puis à 6,646 et 6,614 en novembre et décembre.

En 1854, le choléra éclate au mois de mai pour se poursuivre sans relâche jusque dans les premiers mois de 1855. L'épidémie atteint son apogée au mois d'août, qui compte 74,414 victimes de plus que dans le mois correspondant de 1853. A partir de septembre, l'excédant des décès tombe à 3,552, après avoir été de 54,293 en septembre, de 39,784 en octobre, et 19,665 en novembre.

Si en 1832 et en 1849 le choléra produisit une profonde impression, c'est qu'il avait sévi particulièrement dans les villes, tandis qu'en 1854, il frappa également les campagnes.

Ainsi en 1832, le choléra n'envahit que 44 départements, en 1849, 49 départements, et en 1854, 80 départements.

Ces résultats indiquent qu'à chaque invasion nouvelle le fléau s'est montré sur un plus grand nombre de points, et que s'il a perdu en intensité, il a gagné en étendue.

En comparant les tables mortuaires de 1853, année normale, et de 1854, on peut reconnaître quels sont les âges que le choléra frappe particulièrement.

Jusqu'à 20 ans, le nombre des décès est à peu près le même, mais à partir de cette âge, la mortalité s'élève sensiblement, surtout de 20 à 50 ans.

En 1854, la proportion des décès cholériques a été

plus considérable chez les femmes que chez les hommes, et ce fait, déjà remarqué en 1832 et 1849, s'accorde avec les observations faites sur une plus petite échelle, offrant par cela même toute garantie d'exactitude (1).

VII

Traitement du Choléra.

Nul ne peut nier que le traitement du choléra a été jusqu'ici plutôt empirique que rationnel.

Quelle foule de moyens et de méthodes absolues n'ont point été mis en usage pour combattre cette redoutable affection ! nous citerons seulement ici : le traitement par l'eau chaude (12 à 15 verres à boire en 2 heures); celui par l'eau froide (affusion); la transfusion du sang (Dieffenbach); l'injection dans les veines d'infusions salines; de gaz hilirant ou protoxyde d'azote; les inspirations de chlore, d'oxygène; les frictions mercurielles, la galvanopuncture; l'administration de l'huile de cajeput, de la vératrine, de la magnésie, du bismuth ; l'emploi des excitants aromatiques et sudorifiques : camphre, éther, ammoniaque, punch; l'application d'armatures métalliques, etc., etc.

Quelle conclusion tirer de ces traitements empiriques, toujours douteux, toujours incertains ?

Doit-on se laisser entraîner à un scepticisme absolu en matière de guérison sur cette affection ?

Doit-on, en confessant son impuissance, ne rien faire

(1) Compte rendu de la mortalité de 1848 à 1858.

au delà? Non certes! Et puisque des malades ont guéri, il s'agit de chercher, dans les faits contradictoires connus, sévèrement étudiés, et dans ses propres observations, une corrélation, un rapport qui conduise à une donnée de laquelle devra découler un *traitement rationnel* aussi certain que possible, *applicable avec succès* dans le plus grand nombre des cas?

Voici l'exposé de la méthode de traitement qui nous a valu tant de succès et de témoignages flatteurs de la part des malades et des autorités.

Le choléra étant regardé comme une affection consistant dans un trouble violent de l'hématose, d'où résultaient les mouvements organiques immodérés, les uns faibles jusqu'à l'excès, les autres forts jusqu'à la violence, c'était à rétablir cet équilibre, à répandre l'excitation là où elle était en défaut, à la réprimer quand elle devenait trop intense, que devait consister toute la thérapeutique anticholérique. C'est ainsi qu'il fallait rappeler la vie à la peau, qu'elle avait quittée pour se retirer et s'éteindre dans la profondeur des viscères abdominaux, réchauffer la surface du corps sans perdre de temps, y rappeler les fluides par le calorique, favoriser le retour du sang dans les capillaires, dans toutes les parties de l'organisme par des moyens extérieurs, en arrêter la décomposition produite par l'influence pestilentielle, qui ne laissait dans les veines des cholériques que du sang noir et coagulé, privé de sa fibrine, de sa lymphe convertie en un liquide séreux qui se déversait avec abondance dans toute l'étendue du canal digestif.

La première indication était donc de rendre à la peau

la chaleur et la vie qui l'avaient abandonnée, de modifier les désordres de l'estomac et des intestins, de mettre fin aux tortures produites par les crampes, de calmer la soif ardente et de ramener les fonctions de la vessie. A combien d'efforts thérapeutiques ne s'est pas livré le corps médical entier, que de systèmes n'avons-nous pas vu surgir, et malheureusement que de victimes n'ont pas fait ceux qui n'ont pas voulu se renfermer dans des éléments de médecine symptomatique, qui, affranchissant le médecin de tout doute de bien faire, lui mettait en main des moyens puissants pour combattre les périodes que parcourait le choléra.

C'est ainsi qu'après avoir, par des moyens puissants, produit cette réaction toujours de bon augure, il fallait en modérer le développement, le dominer, le suivre et veiller à soustraire les organes essentiels à l'impétuosité d'une réaction dont les conséquences pouvaient être funestes ; pour nous, ainsi que nous l'avons dit dans notre introduction, après avoir traversé trois épidémies, nous avons pu, d'après notre expérience, nos observations et nos fructueuses expérimentations, fixer notre thérapeutique sur des faits, sinon parfaitement démontrés, du moins concluants en faveur de notre méthode anticholérique. C'est cette méthode que désormais nous suivrons, confiant dans le souvenir des nombreux résultats obtenus, et fort de son efficacité incontestable.

La théorie de cette méthode ne sera plus un secret désormais, et, ainsi que m'y a engagé M. le *Préfet de la Seine*, dans une audience que j'eus l'honneur d'obtenir à l'occasion de l'épidémie de 1854, ce que je n'ai cru devoir faire à cette époque complétera aujourd'hui mon sujet de ce travail par l'exposé des moyens qui ont concouru à soustraire à une mort certaine tant de victimes du choléra.

Puisque le choléra est un empoisonnement du sang qui jette le désordre dans tout l'organisme, et particulièrement dans le canal digestif, il fallait, pénétré de cette idée, arriver à modifier l'influence des éléments pestilentiels, les conjurer, faire disparaître et favoriser ces évacuations séreuses, albumineuses, ces déjections infectes résultant de la décomposition des fluides, en arrêter la reproduction, en provoquant une réaction immédiate qui rarement ne manquait de répondre aux agents employés, et dont l'influence enrayait immédiatement la marche des phénomènes morbides, tels que vomissements, diarrhées, crampes, ramenait la chaleur à la peau, rendait à la voix son timbre naturel et à la vessie sa contractilité, dernier signal d'un triomphe assuré.

Si nous ne pouvions atteindre à coup sûr la cause essentielle du choléra, nos moyens thérapeutiques employés ne couronnaient pas moins nos efforts de succès nombreux. — Un mot de ces moyens curatifs et de leur mode d'application.

Appelé près d'un cholérique dans la période algide déjà démontrée, le malade couché dans une couverture de laine, tous mes soins tendaient à provoquer une prompte réaction, que déterminait en peu de temps l'application de cataplasmes composés dont j'entourais le corps dans la région lombaire et abdominale, ainsi que la partie interne des cuisses et les avant-bras, moyens révulsifs puissants auxquels je pouvais revenir au besoin, et supérieurs aux synapismes de farine de graine de moutarde, tant préconisés, et dont l'impression qu'ils laissent à la peau empêchait de les multiplier.

Sous l'influence de ce simple moyen, en quinze à vingt minutes les crampes disparaissaient, et quelles tortures de moins pour nos malheureuses victimes !

Nous ordonnions ensuite quelques petites tasses d'une composition n° 1, administrées toutes les demi-heures, ainsi que d'une composition n° 2 administrée par petites tasses à café toutes les dix minutes) voyez page 31). Nous appliquions de plus à la plante des pieds de petits cataplasmes de pulpe d'ail, puissant auxiliaire dans les cas les plus graves : quelquefois même, l'introduction dans le rectum d'une gousse d'ail produisait une irritation violente des nerfs si nombreux de cette partie de l'intestin, et contribuait aussi à la réaction.

Sous l'influence de ces trois moyens, les vomissements et les déjections se modifiaient, les crampes avaient cessé pour ne plus reparaître; il s'opérait alors une puissante réaction; le coma disparaissait, le pouls se relevait, le corps ne tardait pas à se réchauffer et signalait bientôt le rétablissement de la circulation.

Nous faisions relever les cataplasmes de la ceinture du corps pour les remplacer par de la ouate.

Nous modifiions l'usage des boissons.

De la décoction n° 1 nous ne donnions plus qu'un quart de verre toutes les heures, puis toutes les deux heures.

De la décoction n° 2 une demi-tasse toutes les demi-heures, puis toutes les heures; lorsque la réaction avait triomphé des phénomènes morbides, nous soumettions nos malades d'abord à des tisanes tempérantes, au bouillon de poulet, de viande, à l'usage du sous-azotate de bismuth pendant quelque temps, et, tous les trois jours, à un bain composé de 3 kilogr. d'hydrochlorate de soude. Sous l'influence de ces moyens, les convalescences étaient franches et rapides, et la guérison était complète.

Que s'était-il opéré ? Comment d'aussi simples moyens pouvaient-ils triompher de toutes ces perturbations morbides ? Encouragé par l'empire qu'exerçait ma méthode sur le fléau, les innombrables guérisons que je comptais ne me laissaient point le temps de rechercher la cause essentielle de tant de succès ; je me rendais jour et nuit à l'appel des familles informées des résultats dus à ma méthode, et, en présence de moyens thérapeutiques si simples et couronnés de tant de guérisons, je ne pouvais ne pas dire : *Curo et Deus sanat.*

Mon traitement se résumait donc :

Période algide.

Extérieurement.

1° Application autour du corps, des mains, des pieds, de cataplasmes faits avec :

Eau bouillante	1,000 grammes
Farine de graines de lin..................	500
Hydrochlorate de soude..................	500

Employés dans de la forte gaze pendant une heure ou deux.

Intérieurement.

DÉCOCTION N° 1.

Vin blanc	500 grammes
Sommités d'absinthe	4 grammes
Ail (alium sativum)	2 gousses

Un demi-verre toutes les demi-heures jusqu'à réaction complète.

DÉCOCTION N° 2.

Eau	500 grammes
Sommités d'absinthe	2
Hydrochlorate de soude	12
Ail	3 gousses

Une tasse à café toutes les dix minutes.

Période de réaction.

La réaction obtenue :

Tisane de racine d'angélique, de douce-amère gommée, décoction de quinquina rouge, bouillon de poulet, eau vineuse, eau de Saint-Galmier; bains chauds additionnés de 500 à 1000 grammes de carbonate de soude.

Par cette méthode de traitement bien combinée, modifiée suivant les circonstances, il était possible de parvenir à régulariser le mouvement des organes, à les fortifier ou à les affaiblir. L'ordre et l'équilibre réglaient des fonctions frappées d'inertie, l'exhalation et l'absorption reprenaient leur action, tous les agents de la vie reprenaient leur emploi, tout le corps ressaisissait ses droits de vie, et le plus terrible des fléaux s'évanouissait, chassé par les organes réveillés et dégagés de leur oppression : *c'était le réveil de la santé !*

PIÈCES JUSTIFICATIVES

MINISTÈRE DE L'INTÉRIEUR.

Division hospitalière. — 2e bureau. — Département de la Seine. — Avis au docteur Langlebert du renvoi de sa demande au préfet de la Seine.

Paris, le 22 juillet 1854.

Monsieur, vous m'avez adressé, le 19 juillet, une demande a l'effet d'être admis à faire, dans l'un des hôpitaux de Paris, l'application d'un mode de traitement que vous jugez propre à combattre avec succès le choléra.

J'ai l'honneur de vous informer que cette demande rentrant dans les attributions du Préfet de la Seine, je la transmets à ce fonctionnaire. C'est donc à lui que vous devez vous adresser pour en connaître le résultat.

Recevez, monsieur, l'assurance de ma considération distinguée,

Le Ministre de l'Intérieur,

Pour le ministre et par autorisation :

Le chef de la division d'administration hospitalière,

DURAND-PORTIER.

M. le docteur Langlebert, rue de Lille, 54.

PRÉFECTURE DU DÉPARTEMENT DE LA SEINE.

1re division. — 3e bureau. — N° d'enregistrement : 7730. — Objets des lettres ou arrêtés : Choléra. — Nouveau traitement du docteur Langlebert.

Paris, le 2 août 1854.

Monsieur, je m'empresse de vous informer que j'ai communiqué à M. le directeur de l'administration de l'Assistance publique, pour avoir son avis, la demande que vous avez adressée à Son Excellence le Ministre de l'intérieur, à l'effet d'être autorisé à faire, dans les hôpitaux de Paris, l'application d'une méthode curative anticholérique.

J'informerai ultérieurement M. le ministre de la suite donnée à votre demande.

Agréez, monsieur, l'assurance de ma considération distinguée,

Pour le préfet et par délégation :

Le secrétaire-général de la préfecture,

C. MERRUAU.

M. le docteur Langlebert, rue de Lille, 54.

PRÉFECTURE DU DÉPARTEMENT DE LA SEINE.

1re division. — 3e bureau. — Objets des lettres ou arrêtés : Traitement du choléra.

Paris, le 11 août 1854.

Monsieur,

M. le Ministre de l'intérieur m'a communiqué la demande que vous lui avez adressée à l'effet d'obtenir l'autorisation d'appliquer, dans les hôpitaux, une médication spéciale du choléra. Les règlements, monsieur, s'opposent formellement à ce que les malades traités dans les hôpitaux reçoivent d'autres soins que ceux des médecins attachés à ces établissements à la suite de concours ; la responsabilité qui pèse sur l'administration lui fait, d'ailleurs, un devoir de ne pas déroger à cette règle.

Vous reconnaîtrez, monsieur, la portée de ces observations, qui ne constituent pas une fin de non-recevoir absolue, car vous pourriez vous mettre en rapport avec un médecin des hôpitaux, qui consentirait à faire l'application de votre mode de traitement sous sa responsabilité personnelle et sur les indications que vous lui donneriez. La confianee que vous avez en votre méthode vous fait un devoir de ne pas négliger ce moyen d'être utile à la population.

Agréez, monsieur, l'assurance de ma considération distingnée,

Le Préfet de la Seine,

HAUSSMANN.

M. Langlebert, docteur, rue de Lille, 54.

MINISTÈRE DE L'AGRICULTURE, DU COMMERCE ET DES TRAVAUX PUBLICS.

Agriculture et Commerce. — Commerce intérieur. — Police sanitaire et industrielle. — Traitement du choléra : Marche à suivre pour l'expérimentation d'une méthode.

Paris, 27 avril 1855.

Monsieur, par la lettre que vous m'avez fait l'honneur de m'écrire, le 28 mars dernier, vous vous plaignez que l'administration de l'Assistance publique se soit refusée à vous admettre à faire des expériences dans les hôpitaux sur une méthode anticholérique, et que la demande, par vous adressée à l'Académie impériale de médecine pour la formation d'une commission spéciale, soit restée sans réponse.

L'insuccès des ouvertures que vous avez faites à ce sujet me paraît pouvoir être attribuée à la marche que vous avez adoptée.

Les expérimentations dans les hôpitaux ne sont point, en effet, habituellement permises sans que l'Académie impériale ait préalablement donné un avis favorable, et cette compagnie ne se prononce, en semblable circonstance, qu'après avoir eu communication des recettes des remèdes à employer. Or, il ne paraît pas que vous ayez fait aucune communication de cette espèce ; vous vous êtes borné à demander au secrétaire perpétuel de l'Académie la nomination d'une commission, devant laquelle vous vous proposiez d'appliquer votre remède, afin qu'elle en pût constater l'efficacité. Pour agir régulièrement et en conformité des règlements, vous deviez produire la recette de votre méthode par l'intermédiaire de mon ministère, et l'Académie eût alors procédé à l'examen de votre médication ; elle eût pu même entreprendre les épreuves convenables, le cas échéant.

Vous jugerez, monsieur, si vous devez recourir à la voie que je viens d'indiquer.

Recevez, monsieur, l'assurance de ma considération distinguée,

Le Ministre de l'agriculture, du commerce et des travaux publics,

E. Rouland.

M. le docteur Langlebert, 54, rue de Lille, à Paris.

COPIE D'UNE MANIFESTATION

Adressée le 14 mars 1855 à Son Excellence monsieur le Ministre de l'agriculture, des travaux publics et du commerce en faveur de M. le docteur Langlebert, par vingt des nombreux cholériques qu'il a guéris.

Monsieur le Ministre,

Les soussignés croient payer une dette à l'humanité et accomplir un acte de bons citoyens en exposant à Votre Excellence que victimes, eux et bien d'autres, de la dernière épidémie cholérique, condamnés la plupart, et déjà abandonnés par plusieurs médecins, ils n'ont dû la vie qu'aux soins et au dévouement de M. Langlebert, pour qui, dans leur reconnaissance, ils viennent solliciter la croix d'officier de la Légion d'honneur. Ils ont pensé qu'aucun membre du corps médical ne méritait mieux cette distinction élevée que ce praticien courageux et modeste, déjà décoré, en 1832, de la croix de chevalier et de la médaille du choléra pour les résultats qu'il obtint, en 1832, dans le dixième arrondissement (Gros-Caillou), et dans le département de la Marne, où le gouvernement l'avait chargé d'une mission anticholérique.

Votre honorable collègue, M. le Ministre de l'intérieur, et M. le directeur général de la sécurité publique, peuvent attester à Votre Excellence qu'il n'a pas dépendu de ce bienfaiteur du dixième arrondissement, où il exerce la médecine depuis vingt-trois ans, d'appliquer à la population tout entière de Paris une méthode qui, au dire de M. Langlebert, sauve neuf cholériques sur dix; et les soussignés, en signalant à Votre Excellence l'homme de bien qui les a sauvés, croient trouver dans l'opinion publique et dans le témoignage de la science la confirmation de la démarche qu'ils osent faire.

Daignez agréer, Monsieur le Ministre, l'hommage du profond respect avec lequel ils ont l'honneur d'être, de Votre Excellence, les très-humbles et obéissants serviteurs.

1° J'ai eu un des cas de choléra les plus graves; M. Lebled, chef de clinique de M. Rostan (Hôtel-Dieu), n'ayant plus l'espoir de me guérir, m'abandonna à M. Langlebert, à qui je dois la vie.

F^e VAUQUELIN, 29, rue de Lille,

2° J'ai eu le choléra, et M. Langlebert m'a guérie par sa méthode.

F^e REULET, 23, rue de Lille.

3° Je certifie que, sans les soins assidus de M. Langlebert, je serais mort du choléra.

MONANT, glacier, 55, rue de Verneuil.

4° J'ai eu le choléra très-fort, j'ai été guéri par la méthode de M. Langlebert.

MERCIER, peintre, 51, rue de Verneuil.

5° J'ai eu le choléra avec crampes, vomisssement, diarrhée et refroidissement; M. Langlebert m'a guérie.

F^e JOURDAN, 29, rue de Lille.

6° J'ai eu le choléra; M. Langlebert m'a guérie.

F^e DIGEON, 131, rue du Bac.

7° Le 25 août j'ai eu le choléra; M. Langlebert m'a entreprise dans un moment désespéré et il m'a guérie.

F^e BIENVENUE, 32, rue de la Santé (Batignolles).

8° J'allais mourir du choléra, on a été chercher M. Langlebert, il m'a bien guérie.

F^e LE PRINCE, 8, rue Malard.

9° Je certifie que ma femme a été atteinte du choléra, le 15 août 1854, et que ce ne sont que les bons soins de M. Langlebert qui l'ont sauvée.

CERVEAU, 73, rue de l'Université.

10° J'ai eu le choléra, M. Langlebert m'a bien guérie.

C. GUILLEMIN, 52, rue de Verneuil.

11° Je certifie que ma femme a eu le choléra à cinq mois de grossesse, et que les bons soins de M. Langlebert l'ont guérie.

ALSAC, marchand de parapluies, 8, rue du Bac.

12° J'ai eu une attaque de choléra, j'ai fait appeler M. Langlebert, qui m'a guéri.

TRION, emballeur, 37, rue de Lille.

13° Je certifie que ma femme a eu le choléra très-grave; que M. Langlebert l'a guérie.

ROUTIER, 34, rue de Grenelle.

14° et 15° Ma fille et moi avons eu le choléra, et M. Langlebert nous a sauvées.

Ve SALLE, 93, rue Saint-Sauveur.

16° J'ai eu le choléra et M. Langlebert m'a très-bien guérie.

Fe SÉGOFFIN, 20, rue Vendôme.

17° J'étais froid, sans connaissance, à la dernière extrémité, avec des crampes atroces et soigné par M. le docteur Belvinot, quand mon père apprit que M. Langlebert guérissait le cholera; il le fit venir, et c'est à sa méthode que je dois la vie.

CHATELIN, 56, rue de Sèvres.

18° Dans le mois d'août j'ai eu le choléra, et M. Langlebert m'a guéri.

Pierre PÉLERIN, café d'Orsay.

19° J'ai eu le choléra et c'est M. Langlebert qui m'a guérie.

Glaude MULOT, 1, quai d'Orsay, chez M. Persil.

20° Ma femme a eu le choléra le plus grave, M. le docteur Porre, qui la soignait, a déclaré que le cas était incurable; il l'a laissée aux soins de M. Langlebert, dont la méthode a triomphé du choléra.

J. BAUGRATS, 56, rue de Lille, chez M. le vicomte de l'Espine.

La pièce originale de cette manifestation a été remise, le 14 mars 1855, au cabinet de M. le Ministre des travaux publics.

Paris, le 5 août 1854.

Monsieur le docteur,

Veuillez avoir la bonté d'excuser la liberté que nous prenons de vous écrire, et permettez-nous de vous témoigner notre grande satisfaction au sujet de la guérison entière que vous avez opérée sur la personne de madame Vauclain, prise très-gravement de choléra, et de plus, dans un état de grossesse avancée.

C'est à votre merveilleuse méthode, monsieur le docteur, que nous devons son rétablisssement, qui, à cette heure, ne laisse rien à désirer. Nous désirons de tout notre cœur que vous puissiez vous multiplier à l'infini, pour sauver de même tous ces pauvres malades qui périssent chaque jour de cette cruelle maladie.

Recevez, monsieur, nos remerciements sincères, l'expression de notre reconnaissance et l'assurance de notre confiance.

Vos admirateurs et serviteurs très-humbles,

ISELY, femme ISELY,

Marchand boucher, rue de Beaune, 11, au coin de celle de Lille.

Monsieur le docteur

La famille Moncuit dont vous avez sauvé du choléra leur frère et neveu ne peuvent dans leur position que vous offrir bien sincèrement leurs remerciements du bonheur qu'ils ont eu de vos bons soins et votre devouement pour un fléau semblable et dont certenement ils n'existeraient plus si vous étiez venu deux heures plus tard. Nous vous prions donc docteur, de garder cette letre comme réconaissance de notre part et désirons que votre méthode se propage pour le bonheur de ceux qui sen trouve affligés.

Je suis avec tout la reconaissance possible monsieur votre tres humble serviteur.

DROUIN, glacier, 55, rue de Verneuil.

P. S. Excusez nous docteur du peu de facilité que nous avons de ne pouvoir nous expliquer autrement (*sic*).

Paris, 17 août 1854.

C'est avec un véritable plaisir, et en toute justice, que je me plais à rendre témoignage, monsieur le docteur, aux soins éclairés dont la femme de mon concierge a été l'objet. Vous avez entrepris sa guérison au moment où, froide et déjà sans connaissance, elle était abandonnée des médecins. Au bout de quelques heures, une réaction complète s'était faite et tous les symptômes de choléra avaient disparu. Ma conviction intime est que, si vous eussiez été appelé dès le commencement, la maladie eût été enrayée, et les suites déplorables, produites par la fausse couche eussent été écartées. C'est à cette complication que la mort a été due, et non au choléra, qui avait entièrement cédé aux remèdes que vous employez.

En l'absence de M. de l'Espine je ne veux pas tarder davantage, monsieur le docteur, à vous faire parvenir ces lignes, et si je n'avais attendu son retour pour certifier avec moi ce qui s'est passé sous nos yeux, je n'aurais pas mis deux jours d'intervalle entre la lettre et la réponse.

Agréez, monsieur, mes remerciements des soins tout particuliers que vous avez bien voulu prodiguer à cette pauvre jeune femme, et veuillez trouver ici l'expression de mes sentiments les plus distingués.

Vicomtesse DE L'ESPINE, 56, rue de Lille.

Paris. — Typographie Morris et Comp., rue Amelot, 64.

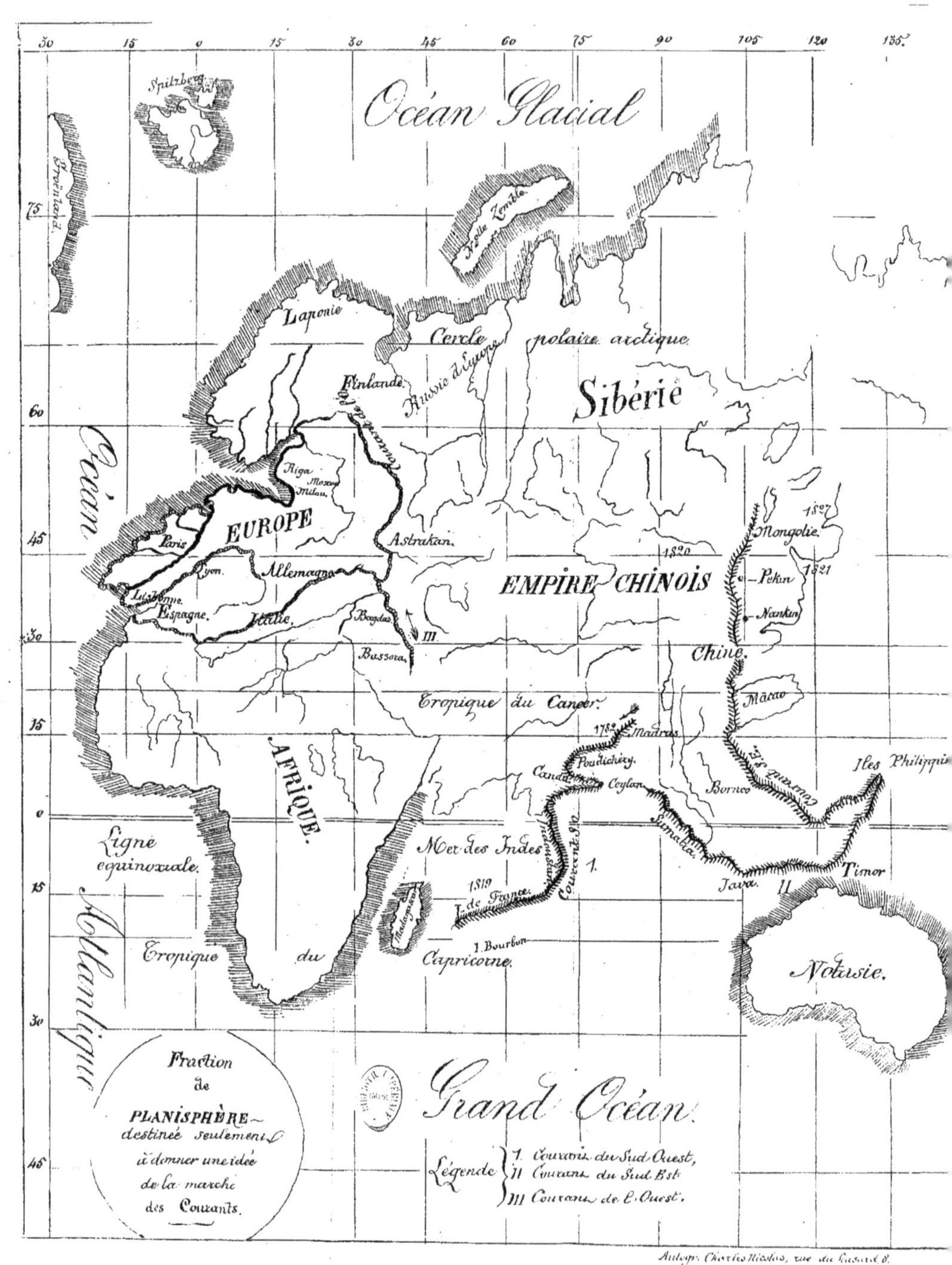

Autogr. Charles Nicolas, rue du Hasard, 8.

www.ingramcontent.com/pod-product-compliance
Ingram Content Group UK Ltd.
Pitfield, Milton Keynes, MK11 3LW, UK
UKHW020453230726
13925UKWH00005B/1910

9 782013 591294